TRAVAUX ORTHOPÉDIQUES

ET

ORTHOLOGIQUES

RÉSULTATS OBTENUS

Au moyen de procédés particuliers

PAR

A. LOISEL Fils,

MÉDECIN SPÉCIALISTE A ROUEN.

ROUEN

IMPRIMERIE GIROUX ET FOUREY,

Rue de l'Hôpital, 25.

1878

TRAVAUX
ORTHOPÉDIQUES & ORTHOLOGIQUES

PAR

Achille LOISEL Fils,

Médecin spécialiste à Rouen (Seine-Inférieure).

———

Le 27 avril 1844 je vins au monde avec les deux pieds bots et la tête assez contrefaite pour faire dire au médecin-accoucheur : « Quel malheur que ce petit être vienne vivant au monde ! »

Quand j'atteignis l'âge auquel tous les enfants commencent à parler, l'on s'aperçut que j'étais bègue, avec complication de convulsions quand on voulait me forcer à prononcer soit papa, soit maman.

Je restai dans cette affreuse situation jusqu'à l'âge de seize ans ; mon père, alors employé d'administration et sans fortune, m'avait fait donner une bonne instruction française et commerciale.

Comme tous les estropiés, j'avais vite appris ce qu'on m'avait enseigné en pension ; j'avais aussi beaucoup souffert des sarcasmes de mes camarades. Un jour que, blessé à la tête par l'un d'eux, on me ramena chez mes parents, je vis le soir ma mère pleurer beaucoup et l'entendis dire à mon père que son plus grand chagrin était de ne pouvoir rien m'assurer pour l'avenir. *Nous étions cinq enfants.*

Il se passa soudain dans mon esprit quelque chose que je ne pus définir, mais le lendemain matin j'avais pris une énergique résolution : celle de me guérir de mon défaut de prononciation d'abord, afin de pouvoir parler comme tout le monde, puis d'améliorer l'état de mes pieds afin d'arriver à marcher de façon à pouvoir me présenter partout sans le secours de qui que ce fut.

C'était beaucoup vouloir, mais comme je n'engageai que moi, je me promis de persévérer jusqu'au bout et je commençai.

Je passe sous silence mes tribulations, mes études de chaque jour pendant deux ans, mes moments d'espoir suivis presque aussitôt des plus douloureuses déceptions, lesquelles, sans l'énergie de mon caractère, m'eussent plus d'une fois fait abandonner le but poursuivi, que ceux qui m'entouraient qualifiaient d'insensé ; mais je voulais.

A dix-huit ans, non-seulement je parlais comme tout le monde, chantant et racontant la chansonnette, déclamant des poésies, mais je possédais en plus la véritable et complète physiologie du langage.

A vingt ans j'arrivai à marcher relativement très-bien et à chausser des bottines faites à peu près comme celles de tout le monde.

Je m'étais débarrassé du bégaiement par la

physiologie ; j'avais obtenu l'amélioration de mes pieds par le massage et au moyen de petites boîtes en bois garnies de coton.

En quatre ans j'avais donc atteint mon double but ; la joie de ma famille dépassa de beaucoup la mienne. Aussi m'encouragea-t-elle de son adhésion quand je résolus de faire profiter les autres de mes découvertes.

Pour cela, une avance de fonds était nécessaire. Ne fallait-il pas jeter un peu de poudre aux yeux ? Ne fallait-il pas commencer par des guérisons gratuites ?

Libre de ma parole et de mes jambes j'entrai résolument dans l'industrie parisienne, travaillant le jour pour l'un, une partie de la nuit pour un autre, employant mes dimanches et fêtes à faire des devis et des dessins de machines pour des entrepreneurs de travaux publics.

Je connaissais la comptabilité, un peu le dessin et j'étais musicien.

Sept années plus tard, en 1871, j'avais assez amassé pour créer en petit mon établissement ; alors je vins m'installer à Rouen, ville dans laquelle résidait et réside encore ma famille.

En 1872, mes plus beaux résultats obtenus étaient les suivants :

Orthopédie

1° La libre articulation d'un genou ankylosé (enfant âgé de 16 ans);

2° La libre articulation d'un bras ankylosé à la suite d'une ancienne luxation non réduite du coude : j'ai dû faire une articulation artificielle (enfant âgé de douze ans);

3° La vie, la force et les mouvements rendus à la jambe d'un enfant de quatorze ans. La jambe de ce sujet était allée en dépérissant depuis l'âge de sept ans, tous les remèdes employés avaient été impuissants à arrêter cette atrophie graduelle ;

4° Le redressement d'un pied bot simple.

Orthologie

1° La guérison de cinq bègues (deux filles et trois garçons);

2° Guérison de deux difficultés de la parole (zozottement);

3° Parole rendue à un pauvre idiot sourd-muet. Chez ce dernier j'ai tout simplement réveillé une nature endormie ;

4° Enfin la guérison de diverses affections nerveuses.

Croyant trouver un appui auprès du corps médical, et ce dans l'intérét de l'humanité, je m'adressai à lui. Je lui soumis mes résultats obtenus, mettant mes moyens à sa disposition

Je reçus beaucoup d'encouragements, beaucoup de louanges, beaucoup de promesses, mais ce fut tout.

M. le docteur Bouteiller, président de la

Société de Médecine de la Seine-Inférieure, vint plusieurs fois visiter mon établissement. Ses visites furent l'objet d'un rapport à la Société (1), lequel, loin de m'attirer la confiance de tous ces messieurs, me les mit presque tous à dos. Un d'eux laissa même échapper ces paroles : « Nous ne devons pas encourager un établissement semblable tenu par un homme qui n'est pas médecin, ce serait favoriser le charlatanisme. »

L'impression de ces paroles me fut cruelle, mais elles me firent comprendre que je n'avais accompli que la moitié de ma besogne et que ce qui me restait à faire n'était pas le plus facile, surtout à mon âge (vingt-huit ans).

Le lendemain je pris des professeurs de latin et grec ; je n'avais qu'un diplôme de fin d'études

---

(1) Ce rapport se trouve à la fin de ce petit mémoire, faisant suite aux deux rapports de MM. HELLOT et NICOLLE.

françaises, ce qui était bien insuffisant. En même temps je me faisais inscrire comme élève bénévole à l'École de Médecine et de Pharmacie de Rouen.

Deux ans plus tard j'obtenais mes grades nécessaires en sciences et en lettres, je passais les deux premiers examens de fin d'année de médecine, et mes inscriptions bénévoles étaient validées par M. le ministre de l'instruction publique.

Le 19 avril 1877 j'étais reçu médecin. Pendant ces quatre ans et demi de laborieuses et coûteuses études, mon établissement fonctionna toujours et, grâce à quelques cures assez lucratives, je pus me maintenir à flot ; de plus, ayant l'entrée libre des hospices, comme élève en médecine, je trouvai surtout en orthopédie beaucoup d'occasions pour exercer mes moyens.

Pendant mon séjour dans les hôpitaux, outre

ce que j'ai fait et qui se trouve relaté dans le rapport qui suit, j'ai imaginé, dessiné et fait dans les quarante-huit heures, pour un malade paralytique qui se trouvait dans mon service, un appareil bien simple, en corde et cuir, au moyen duquel le malade étant couché on lui faisait exécuter tous les mouvements des articulations des jambes et des bras (1).

Aujourd'hui je suis arrivé :

En Orthopédie

1° A pouvoir redresser tous les membres difformes des enfants chez lesquels il existe encore de la croissance osseuse et musculaire ; c'est-à-dire jusqu'à l'âge de 14 à 15 ans ;

2° A considérablement améliorer, sinon à guérir toujours, la paralysie, les douleurs chro-

(1) L'appareil fonctionnant se trouve dessiné sur une planche faisant partie de cette brochure.

niques, les affections nerveuses, épilepsie et autres ;

3° A rendre la vie et la force aux muscles atrophiés.

Tout cela au moyen du massage, l'hydrothérapie, l'électricité et la gymnastique médicale appliquée.

En huit jours de temps je garantis la pose à terre du pied et le commencement de la marche dans un cas d'entorse, si grave que soit ce cas, par le massage et l'eau froide.

En Orthologie

Je réponds de guérir n'importe quel défaut de prononciation quel que soit l'âge du sujet.

ACHILLE LOISEL Fils,

Médecin spécialiste,

A BOISGUILLAUME-ROUEN.

RÉSULTATS ORTHOPÉDIQUES

OBTENUS AU MOYEN DU **MASSAGE**

Dans les Hôpitaux de Rouen

Par A. LOISEL Fils,

ELÈVE EN MÉDECINE.

RAPPORT DU DOCTEUR P. HÉLOT

Chirurgien en chef de l'Hospice-Général de Rouen,

LU A LA SOCIÉTÉ DE MÉDECINE DE CETTE VILLE, DANS LA SÉANCE DU 9 NOVEMBRE 1874.

Après avoir publiquement fait ses preuves en Orthologie en guérissant *tous les vices* de prononciation au moyen d'un procédé purement physiologique, et pour lequel il a reçu une médaille d'honneur de la Société libre d'Émulation du Commerce et de l'Industrie du département de la Seine-Inférieure, en juin 1872,

M. Loisel a voulu faire *également publiques* ses preuves en Orthopédie au moyen du Massage et de la Gymnastique appliquée.

Comme élève en médecine, il a trouvé parmi les enfants incurables et scrofuleux de l'hospice général de Rouen de quoi stimuler largement son envie de se rendre utile à la société et de faire connaître le puissant auxiliaire que l'on trouve dans le *Massage* bien pratiqué.

Voici un de ses plus jolis résultats :

La jeune Emma-Emilie Donzé, âgée de onze ans et demi, est admise le 20 décembre 1873 dans la salle Sainte-Marie.

Cette petite fille présenta dès sa naissance, ainsi que l'a pu constater M. le docteur P. Levasseur, médecin en chef à l'Hôtel-Dieu, une *déformation profonde des membres inférieurs* ainsi qu'un état *scrofuleux très-prononcé*. Quelle fut son existence chez ses parents ? nous l'ignorons, au moins en ce qui concerne ses premières années. Abandonnée sur la voie publique le 20 décembre 1870 et recueillie par l'Hospice, nous la voyons atteinte d'un double pied-bot-équin, s'accompagnant d'une excessive atrophie musculaire et d'une luxation tibio-fémorale. L'enfant, dont les pieds n'avaient jamais touché le sol, marchait sur deux jambes de bois ou se traînait sur les genoux.

La jambe droite, la plus malade, était dans la position suivante : Le tibia était porté en dehors et ne se trouvait plus en rapport régulier avec les surfaces correspondantes du fémur. Le pied était dans l'extension, le talon raccourci et appliqué contre la partie inférieure de la jambe. La plante du pied, plus concave qu'à l'état normal, regardait en arrière et en dedans, sa face dorsale plus bombée était dirigée en avant et en dehors. La main promenée sur le dos du pied sentait la saillie formée par la poulie de l'astragale.

Nous avions donc ici un pied-bot équin-varus.

La jambe était fléchie sur la cuisse, sous un angle de 55 degrés.

Du reste, l'examen du moulage fait, le 26 décembre 1873. par M. Léopold Bonet, sculpteur à Rouen, mettra mieux en lumière qu'aucune description la difformité dont elle était atteinte.

Au commencement de ce rapport se trouvent 1° la photographie du moulage fait le 20 décembre 1873; 2° celle du moulage fait le 10 Mai 1874 ; 3° enfin celle du moulage fait la veille de la réintégration de l'enfant à l'Hospice-Général, après dix mois de traitement.

Monsieur Loisel, qui est aujourd'hui attaché à mon service de l'Hospice-Général ayant obtenu, par des massages pratiqués avec intelligence et une patience au-dessus de tout éloge, de bons résultats sur des enfants atteints de raideurs articulaires, de rétraction ou de paralysie musculaires, je l'autorisai, sur sa demande, à tenter de rendre un peu de vie à ces muscles qui n'avaient jamais fonctionné, me proposant de pratiquer dans la suite une section tendineuse si cela était nécessaire pour redresser les membres.

Il avait déjà commencé depuis plusieurs jours ses massages, quand il demanda et obtint de l'administration hospitalière de prendre dans son établissement du Boisguillaume la petite Donzé, afin de pouvoir s'en occuper d'une façon plus constante.

Là, sous l'influence du bon air et d'une hygiène bien entendue, sa santé devint meilleure, et, par des massages méthodiquement et longuement appliqués à plusieurs reprises par jour, par des tentatives prudentes d'allongement et de redressement, mesurant l'intensité des efforts à la douleur accusée et au résultat obtenu, M. Loisel parvint à rendre de la vie et de la force aux muscles atrophiés, à allonger les membres et à replacer les pieds dans l'axe de la jambe.

Chaque jour, les jambes de l'enfant étaient mises dans un appareil spécial destiné à maintenir l'amélioration acquise. Enfin, le 20 août dernier, l'enfant était dans de si bonnes conditions que M. Tinel et moi fîmes la section des tendons d'Achille, M. Tinel à droite et moi à gauche. Les résultats de cette opération ne se firent pas attendre. La flexion et le redressement des pieds purent se faire aussitôt, et l'enfant, maintenue, dans des appareils que faisait lui-même M. Loisel, put bientôt poser les pieds à terre et se tenir debout.

Peu de temps après, elle marchait avec deux béquilles, puis avec une béquille et une canne. Enfin aujourd'hui 21 octobre 1874, après dix mois de traitement, M. Loisel rend à l'hospice cette enfant, débarrassée de tout appareil, marchant encore, il est vrai, avec l'aide de deux cannes ; mais on ne peut douter qu'elle ne soit bien près de se passer d'appui : ses pieds s'appliquent nettement sur le sol et sont dans la direction normale.

Un dernier moulage permet de se rendre compte du changement opéré dans les parties déformées et de constater que le pied a repris aujourd'hui sa forme et sa situation.

Ce résultat est incontestablement des plus heureux et paraissait inespéré, et je n'hésite pas à en attribuer tout le mérite à M. Loisel, qui, par ses manœuvres intelligentes, par une patience que rien n'a pu rebuter, est parvenu à triompher d'une maladie *aussi ancienne* (l'enfant, je le répète, était âgée de onze ans et demi) et nous a permis de pratiquer en temps opportun la section des tendons d'Achille, opération qui n'eut donné aucun résultat sans son intervention.

Paul HÉLOT,

Chirurgien en chef de l'Hospice-Général de Rouen

PROCÉDÉ APPLIQUÉ POUR REMÉDIER

AU BÉGAIEMENT

ET A TOUS VICES DE PRONONCIATION

Par M. Achille LOISEL Fils, de Rouen,

RAPPORT DU DOCTEUR E. NICOLLE

Médecin en chef des Hôpitaux de Rouen,

A la Séance solennelle de la Société libre d'Émulation
du Commerce et de l'Industrie du département
de la Seine-Inférieure,
séance tenue dans la grande Salle de l'Hôtel-de-Ville,
le 30 Juin 1872.

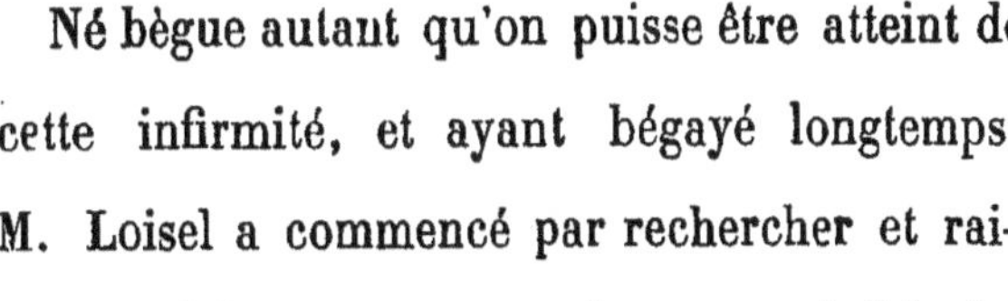

Né bègue autant qu'on puisse être atteint de cette infirmité, et ayant bégayé longtemps, M. Loisel a commencé par rechercher et raisonner sérieusement toutes les causes du bégaiement et des autres vices de prononciation.

Voici le résultat de ses recherches.

Le bégaiement est une irrégularité dans les phases de la respiration, compliquée d'un désordre, sinon d'une convulsion des muscles qui concourent à la production et à l'articulation des mots.

Pour y remédier, il régularise l'inspiration et l'expiration de l'air, puis il discipline le jeu musculaire qui accompagne la parole.

Voici tout le mystère de sa méthode, qui n'est pas un traitement, mais une gymnastique des poumons, des lèvres et de la langue.

Les autres vices de prononciation se corrigent par cette même gymnastique, en travaillant les syllabes et les consonnes.

Depuis qu'il s'est mis à l'œuvre, et voilà de cela un an, il n'a pas encore rencontré un sujet qui se soit montré rebelle à sa méthode, et, à moins de paralysie, il répond de rendre facile l'exercice de la parole à toutes personnes atteintes de ces malheureux et préjudiciables défauts.

Pour être écouté, mis à l'épreuve et jugé, M. Loisel s'est adressé à la Société libre d'Emulation du Commerce et de l'Industrie de son département, société dans laquelle sont représentés les sciences, les arts, les lettres, l'industrie et le commerce, et qui a actuellement pour honorable président M. Rivière, professeur de physique et de chimie au Lycée de Rouen.

Le rapport ci-après, dont j'ai été chargé, donne le détail des examens de la Commission nommée pour se rendre compte des avantages de son système. Cette Commission a été présidée par mon collègue M. le docteur Le Plé.

MESSIEURS,

M. A. Loisel fils, inventeur d'une méthode extrêmement simple pour remédier au bégaiement, ayant adressé à la Société d'Emulation, dans la séance du 24 Février 1872, une lettre à l'effet de solliciter de la compagnie, comme appui moral, une des récompenses prévues par l'article 27 des statuts, notre honorable président, M. Rivière, après avoir acquis la certitude que le procédé de

M. Loisel méritait un examen sérieux, renvoya cette demande à la section des sciences physiques et naturelles.

Cette commission, présidée par M. le docteur Le Plé, s'est mise immédiatement à l'étude, et je viens, comme rapporteur, vous présenter aujourd'hui le résultat de ses impressions. Quatre réunions ont eu lieu :

A. — Dans la première, 13 mars 1872, M. Loisel donne quelques explications orales sur son procédé ; sa méthode, entièrement physiologique, n'a, selon lui, aucun rapport avec les moyens employés par ses devanciers. Il présente trois de ses élèves dont voici l'observation succincte :

Premier sujet, A... S... 14 ans, employé de commerce. — Ce jeune homme, qui paraît très-intelligent, a suivi les leçons de M. Loisel pendant trois semaines ; il répond à toutes les questions qu'on lui adresse sans aucune hésitation, il lit couramment, et déclame une longue scène littéraire, la *Grève des Forgerons*, sans que l'on puisse saisir le moindre vice de prononciation.

Les membres de la commission ont sous les yeux des certificats émanant de personnes dignes de foi, qui attestent que M. S... était atteint d'un bégaiement des plus prononcés et que cette infirmité le rendait incapable de remplir aucun emploi.

Deuxième sujet, J... D..., 15 ans, employé à une compagnie d'assurances. — Un mois de leçons, a quitté l'institution Loisel depuis six mois.

Réponses très-claires, lit sans hésiter quelques lignes d'un livre de médecine où les mots techniques se trouvent en grande quantité. Rien ne rappelle dans sa prononciation qu'il ait été bègue depuis son enfance. Certificats des patrons de M. D... dont la bonne loyauté ne peut être suspectée.

Troisième sujet, F... S..., 24 ans. — A été atteint dans son enfance d'une affection du cerveau sur laquelle il ne peut donner de renseignements.

— Ce sujet s'est présenté chez moi le 2 mars ; à cette époque (il n'avait subi alors aucun traitement), il était aussi bègue qu'il est possible de l'être ; il ne pouvait me répondre sans répéter convulsivement, plusieurs fois de suite, la même syllabe. Dans la lecture, le bégaiement se produisait surtout dans l'articulation des consonnes K. G. T. L.

Devant la section, M. S... n'est pas plus embarrassé pour lire que pour parler, il subit avec succès toutes les épreuves. Je suis heureux, nous dit-il, de ne plus être, grâce à M. Loisel, un sujet d'ironie pour les autres et de pitié pour moi-même.

B. Séance du 27 Mars. — On donne lecture d'un mémoire manuscrit, adressé à la commission par M. Loisel. Ce mémoire contient un exposé fort clair de la nouvelle méthode, et la relation de treize cas de guérison obtenus depuis le mois de juillet 1871, avec pièces justificatives à l'appui. Bègue lui-même depuis sa plus tendre enfance, et n'ayant pu obtenir de soulagement par les procédés usuels, M. Loisel est parvenu à se guérir à force de travail et d'observation ; il applique aux autres le traitement qui lui a si bien réussi sur lui-même.

La commission pense qu'il est nécessaire, avant de prendre une décision à l'égard de M. Loisel, de l'engager à donner ses soins à un bègue choisi par plusieurs de nos collègues.

C. Séance du 29 Mars. — M. Loisel, convoqué par lettre, assiste à la réunion ; on lui fait part de la résolution prise dans la dernière séance. Il accepte les conditions qui lui sont posées ; on le prie alors d'admettre au nombre de ses élèves le nommé R... C... Ce jeune homme, âgé de dix-huit ans, est atteint de bégaiement au plus haut degré, c'est un sujet-type. Quand on lui adresse des questions, il ne peut répondre sans que sa figure devienne rouge et que les muscles de la face et du cou soient agités de mouvements convulsifs ; il lui est impossible de conjuguer l'indicatif présent du verbe *persécuter* ; il ne peut lire sans répéter un plus ou moins grand nombre de fois celles des lettres ou des syllabes dont l'articulation exige le plus d'efforts et de précision de la part des organes de la voix et de la parole.

D. *Séance du 8 Avril.* — M. Loisel se présente devant la commission accompagné de M. C... Le sujet répond avec la plus grande aisance aux questions que nous lui adressons ; il conjugue le verbe *persécuter* sans hésiter ; l'épreuve de la lecture réussit pleinement et est de nature à satisfaire les plus exigeants. La guérison est d'autant plus remarquable que M. C... n'a eu que *cinq jours* effectifs de leçons, une affection aiguë du larynx l'ayant forcé de s'aliter pendant trois jours. Vous voyez, messieurs, que grâce à la méthode employée par M. Loisel, le bégaiement ne doit plus être considéré comme une affection incurable. Désormais, les bègues, ces malheureux déshérités de la nature, ne seront plus au ban de la société ; bien plus, ils pourront, selon leurs aptitudes, aspirer aux diverses carrières dont cette terrible infirmité leur fermait la porte.

Devant de pareilles preuves, la section des sciences physiques et naturelles a pensé que M. A. Loisel fils méritait d'être proposé pour une des récompenses prévues par l'article 27 des statuts, non pour son procédé, dont elle n'a pas à apprécier l'origine, mais pour les résultats si satisfaisants, au point de vue de l'humanité, qu'il a obtenus.

La société, approuvant les conclusions du rapport de la commission, décerne à M. Loisel une médaille d'honneur.

E. NICOLLE,
Docteur-Médecin chef des Hôpitaux de Rouen.

RAPPORT DU DOCTEUR JULES BOUTEILLER

Président de la Société de Médecine de la Seine-Inférieure

Le 23 Décembre 1873.

Ecole de la Parole. — Institut des Bégues.
Orthopédie.

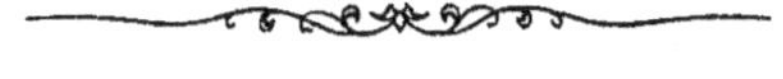

Messieurs,

L'institution qui porte et justifie ce triple titre a été fondée, il y a quatre ans environ, par M. Achille Loisel fils. Elle a rendu déjà des services bien et dûment constatés et est appelée à en rendre chaque jour davantage.

Pour bien comprendre l'importance de cette œuvre et ne pas trouver trop oséc l'affirmation formelle par laquelle nous débutons, il faut, avant tout, connaître M. A. Loisel.

Le proverbe dit avec sagesse : *Tant vaut l'homme, tant vaut la chose*. Dans le cas actuel, il faut répéter le proverbe et ajouter : *Tel est l'homme, telle sera la chose*. Cela demande une explication. La voici :

M. A. Loisel est né pieds bots et bègue, bègue à un degré très prononcé. Aujourd'hui il est guéri et parle comme tout le monde. Alors qu'il bégayait, il s'est demandé bien des fois quelles sont les causes du bégaiement et des autres vices de la parole. Il a étudié sur lui-même ; il a observé, avec une rare intelligence, les moyens de traitement qu'il a mis en œuvre, les phases de l'amélioration progressive et le pourquoi réel de sa guérison. C'est un bègue guéri qui est apte aujourd'hui, plus que tout autre, à guérir tous ceux qui sont affligés de l'infirmité qu'il n'a plus.

Il y a autre chose dans M. A. Loisel, et que sa modestie nous permette de le lui dire, il y a un philanthrope, jeune, ardent, convaincu, enthousiaste. Il a trouvé le secret de guérir le bégaiement en particulier, et les vices de prononciation en général. Il pourrait s'en tenir là. Eh bien ! non ! Poussé par un besoin incessant de secourir les malheureux, le voici occupé à faire l'éducation d'un sourd-muet, presque complétement idiot, entreprise dans laquelle il a obtenu, en très peu de temps, un succès que la suite complétera ; le voici inventant des appareils aussi simples qu'ingénieux pour opérer le redressement des déformations du corps humain, lorsque les sujets ne sont pas trop âgés ; le voici, enfin, mettant à l'essai, dans l'un des hôpitaux de Rouen, un appareil de son invention, destiné à faire mouvoir dans leur lit les pauvres malades dont la force s'est perdue ou se perd par un long décubitus dorsal.

Maintenant que nous connaissons le directeur de l'établissement, parlons du traitement des bègues qui s'y fait, ainsi que de celui des autres vices de prononciation.

Il est loin de nous, le temps où l'on envoyait les bègues haranguer les flots, à l'exemple de Démosthènes, avec de petits cailloux dans la bouche.

A la période des corps étrangers placés dans la bouche pendant l'exercice orthologique, ont succédé les périodes que j'appellerai, l'une médicale et l'autre chirurgicale.

Faisant du bégaiement une maladie exclusivement convulsive, essentielle de la langue, une chorée de cet organe, certains médecins ont traité les bègues par les antispasmodiques et autres médications appropriées.

D'autres ont cherché la cure dans une opération. Outre la section du filet qu'il faut toujours faire quand celui-ci est anormal, on a pratiqué la section de la langue, ou l'excision de l'une de

ses parties, ou encore la section de certains muscles.

Enfin, depuis une dizaine d'années au moins,
nous sommes dans la période de la gymnastique
raisonnée, remplaçant et médicaments et bis-
touri.

M. Loisel appartient à cette dernière école.
« Le bégaiement, dit-il, est une irrégularité
dans les phases de la respiration, compliquée,
sinon d'une convulsion, tout au moins d'un
désordre des muscles qui concourent à la production et à l'articulation des sons et des mots.
Pour y remédier, je régularise l'inspiration et
l'expiration ; puis je discipline les actions musculaires qui accompagnent la parole. »

Tel est tout le mystère des soins qu'administre
M. A. Loisel. Il ne les décore pas du nom pom-
peux de traitement, mais il les appelle tout simplement une gymnastique des lèvres et de la
langue.

Les vices de prononciation, autres que le bégaiement, se corrigent par la même gymnastique, en *travaillant* les syllabes et les consonnes.

M. A. Loisel enfant, bègue autant qu'il était possible de l'être, a été confié aux soins d'un spécialiste qui, lui aussi, traitait les bègues par l'orthologie ; mais le jeune affligé ne fut pas guéri. Les leçons, toutefois, ne furent pas perdues ; elles furent, au contraire, pour lui, un trait de lumière ; il continua à se traiter seul, perfectionna la méthode et fut guéri.

Que l'on ne vienne pas aujourd'hui dire à M. A. Loisel qu'il se sert de la méthode de tel ou tel praticien, qu'il n'est qu'un plagiaire, il répondrait qu'il n'a pas de méthode spéciale, de méthode de parti-pris, si l'on peut s'exprimer ainsi, mais qu'il s'inspire de chaque cas particulier. S'il n'est pas l'inventeur d'une méthode, il est l'inventeur de tous les moyens qu'il met en usage ; en un mot, inventeur de tout ce qu'il fait.

Certes, d'autres avant lui ont dit et écrit que la gymnastique pectorale, laryngée, gutturale, linguale et buccale sont les meilleurs moyens de guérir le bégaiement. Partant delà, ils ont formulé trois ou quatre préceptes. M. Loisel, admettant les uns et repoussant les autres, a complétement modifié les méthodes employées jusqu'à ce jour, et les a modifiées si avantageusement, qu'il n'a pas encore rencontré de sujet rebelle. « A moins de paralysie générale ou de ramollissement du cerveau, je réponds, a-t-il dit devant la commission de la Société d'Emulation de Rouen, de rendre facile l'exercice de la parole à toutes les personnes chez lesquelles il est nul ou incomplet. » On sait que cette société l'a mis à une épreuve décisive, qu'il en est sorti victorieux, et qu'il a obtenu une médaille d'honneur.

Nous avons voulu nous prononcer en toute connaissance de cause et juger par nous-même.

Nous nous sommes plusieurs fois rendu à l'établissement de Boisguillaume, nous y avons passé de longues heures à examiner et à interroger les élèves en traitement.

Nous avons vu un enfant de quatorze ans guéri en trois semaines ; un deuxième de quinze ans, bègue depuis son enfance, guéri en un mois ; un jeune homme de vingt-quatre ans guéri en onze jours, quoique très bègue ; puis le sujet fourni, comme épreuve, par la Société libre d'Emulation de Rouen, jeune homme de dix-huit ans, bégayant beaucoup, avec accompagnement de convulsions de la face et du cou, guéri du 29 mars 1872 au 8 avril suivant ; plus tard, un enfant guéri en huit jours du bégaiement et d'un beuglement affreux qui venait compliquer le cas ; un autre qui, à chaque tentative pour articuler une syllabe, fermait les yeux, baissait la tête et contractait spasmodiquement les lèvres ; un idiot, présenté à la Société de Médecine de Rouen, presque sourd-muet, tout contrefait, commençant déjà à comprendre et à parler, et se tenant maintenant parfaitement droit ; enfin, tout dernièrement, deux jeunes filles, l'une entrée à l'établissement pour subir un traitement orthopédique, améliorée en quelques jours, et l'autre atteinte de la danse de Saint-Guy, avec impossibilité d'articuler le moindre son, presque guérie en deux mois.

L'établissement de M. A. Loisel, comme la plupart de ceux où l'on traite à la fois un certain nombre de malades, est placé dans d'excellentes conditions hygiéniques, situé qu'il est sur le charmant coteau de Boisguillaume. Il domine la ville de Rouen, dont il n'est séparé que par quelques minutes de marche. S'il a de commun avec bien d'autres une très convenable exposition, il se distingue de tous par cette particularité qu'il est le seul, en France, qui réunisse l'orthologie, le traitement des bègues et l'orthopédie.

Dr J. BOUTEILLER.
Président de la Société de Médecine de Rouen.

Rouen. — Imp. Giroux et Fourey.